自救互救
简明技术

李超乾 —— 主编

副主编　赵劲民　张剑锋　阳世雄

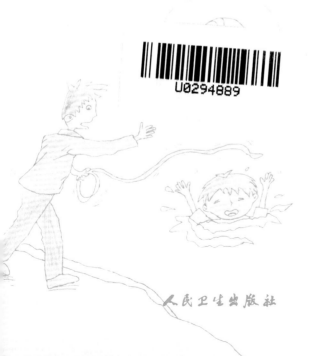

人民卫生出版社

图书在版编目（CIP）数据

自救互救简明技术 / 李超乾主编 . —北京：人民卫生出版社，2020

ISBN 978-7-117-27111-0

Ⅰ.①自… Ⅱ.①李… Ⅲ.①急救 – 基本知识 Ⅳ.①R459.7

中国版本图书馆 CIP 数据核字（2020）第 087134 号

人卫智网	www.ipmph.com	医学教育、学术、考试、健康，购书智慧智能综合服务平台
人卫官网	www.pmph.com	人卫官方资讯发布平台

自救互救简明技术

主　　编：李超乾
出版发行：人民卫生出版社（中继线 010-59780011）
地　　址：北京市朝阳区潘家园南里 19 号
邮　　编：100021
E - mail：pmph @ pmph.com
购书热线：010-59787592　010-59787584　010-65264830
印　　刷：北京顶佳世纪印刷有限公司
经　　销：新华书店
开　　本：889×1194　1/32　　印张：3
字　　数：53 千字
版　　次：2020 年 8 月第 1 版　2022 年 1 月第 1 版第 4 次印刷
标准书号：ISBN 978-7-117-27111-0
定　　价：25.00 元
打击盗版举报电话：010-59787491　E-mail：WQ @ pmph.com
质量问题联系电话：010-59787234　E-mail：zhiliang @ pmph.com

编　者（按姓氏笔画排序）

王　威　广西医科大学第一附属医院

宁　宗　广西医科大学第一附属医院

朱继金　广西医科大学第一附属医院

阳世雄　南宁市急救医疗中心

李　弘　广西医科大学第一附属医院

李　意　广西医科大学第二附属医院

李仕来　广西医科大学第一附属医院

李其斌　广西医科大学第一附属医院

李超乾　广西医科大学

杨　霞　广西医科大学第一附属医院

利长华　广西医科大学第一附属医院

张剑锋　广西医科大学第二附属医院

陈世德　广西医科大学第一附属医院

陈冰燕　广西医科大学第一附属医院

郑晓文　广西医科大学第二附属医院

赵会民　广西医科大学第二附属医院

赵劲民　广西医科大学

徐美丽　广西医科大学第一附属医院

唐华民　广西医科大学第二附属医院

黄霜霞　广西医科大学第一附属医院

曹　杰　广西医科大学第一附属医院

梁　琨　广西医科大学第二附属医院

梁路生　容县妇幼保健院

曾　光　广西医科大学第二附属医院

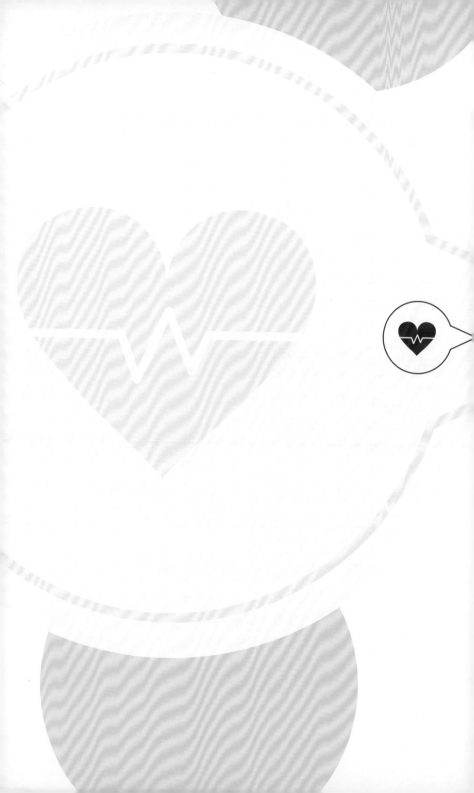

主编简介

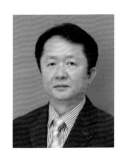

李超乾，二级教授，医学博士，博士研究生导师，享受国务院政府特殊津贴。国家卫生计生突出贡献中青年专家，国家自然科学基金委员会评委，广西壮族自治区高层次人才，广西医学高层次领军人才培养人选。现任中国医师协会急诊医师分会常委、中国老年医学会急诊医学分会常委、广西医学会急诊医学分会名誉主任委员（前任主任委员）、中国医师协会住院医师规范化培训急诊科专业委员会委员、全国医师定期考核急诊医学专业编委会委员。

先后荣获省、部级科学技术进步一等奖3项、二等奖2项、国家发明专利1项、广西医药卫生适宜技术推广奖一等奖2项。发表论文200余篇，主编或参编著作10余部；先后主持国家级及省厅级课题20余项；《中华急诊医学杂志》等期刊的常务编委；培养硕士、博士60余人。

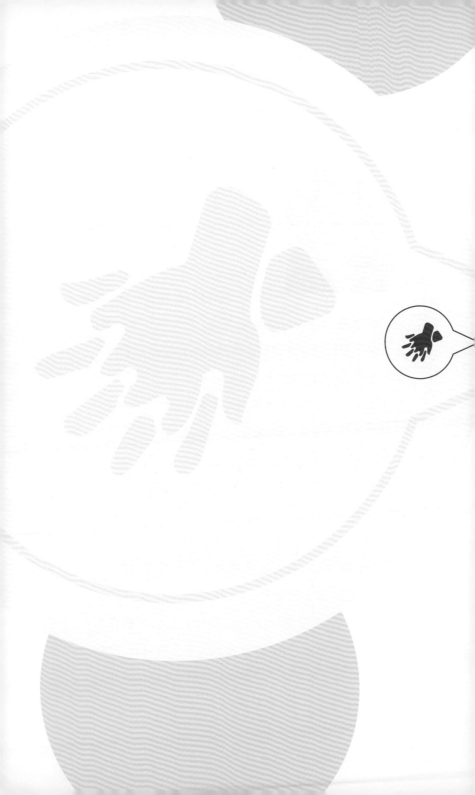

随着社会的发展、全球生态环境的变迁，除日常各种突发急、危、重症外，交通事故、恐怖活动、战争、地震、极端气候等天灾人祸带来的突发伤病威胁日益增加。资料显示，全球每 10 秒就有 1 人死于意外事件，外伤已是 45 岁以下人群的首位死因。对此，各国政府无不高度重视，除投入大量人、财、物外，还不断增加急诊与救援机构设置，提升危机管理能力。但是，这给政府和社会带来了极大的经济负担和政治风险，俨然已成为国家的重大民生问题和政治问题。

资料表明，对于心搏骤停患者，若在 4 分钟内进行正确施救，50% 可能被救活，之后每迟 1 分钟施救，存活率就下降 10% 以上，10 分钟以后才开始施救，已几乎无存活可能。创伤患者有 3 个死亡高峰，其中第一高峰发生在伤后 1 小时内（约占死亡人数的 50%）。如果在伤后 10 分钟内，能得到及时止血、畅通呼吸道等处理，那么将有大部分患者可以存活。因此，医学上将遭遇意外突发伤病的前 10 分钟称为急救"白金 10 分钟"，抓住了这 10 分钟，就等于抓住了生还机会。然而，这仅仅是时间概念，关键还是要在急救白金时间内采取正确的急救措施。在实际生活中，首先施救者多是患者本人（自救）或周边目击者（互救），极少是专业急救人员，这种情形称为老百姓的自救与互救。

资料也表明，仅 1/5 的目击者会对意外伤病采取措施，但措施正确的，不足 5%。这就说明，老百姓非常缺乏自救、互救能力，迫切需要接受培训或自学自救、互救技术。另外，目前适用于医护专业人员的各种复杂而冗长的"规范""共识"或"指南"，对于老百姓而言，无论是自学还是接受培训，都不太可能真正掌握和推广，他们需要的是既正确权威，又简明、易懂、易记、易做、易于推广的自救、互救技术，这就是问题的焦点和我们编著此书的目的。

本书的主要读者是非医护人员的老百姓，目的是突发伤病时，在专业急救人员到来之前的 10 余分钟，使患者在缺乏专业抢救条件（如医护人员、设备、药品物资等）的突发伤病现场得到及时、正确的处置，并顺利移交专业急救人员施救。

本书还适合作为学生自救、互救教材或科普资料。

目 录

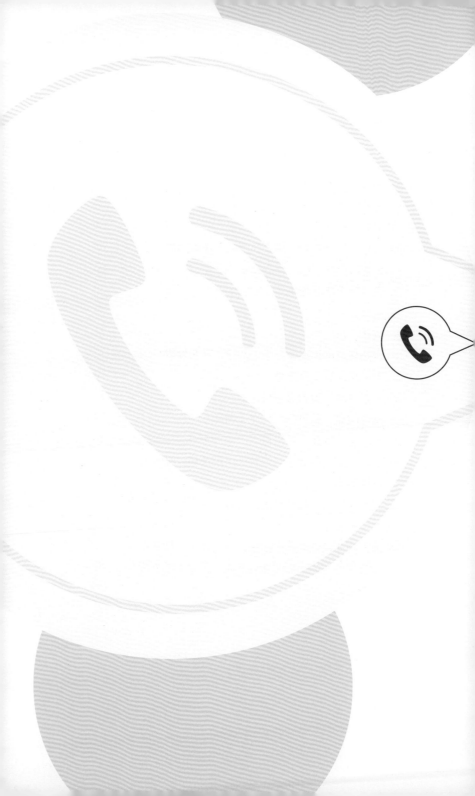

第一篇

常用现场自救互救技术与
应急准备

急救报警

目的：获得及时的专业救援和急救,接受自救互救指导,提高抢救成功率,降低伤残率。

要点：适当了解情况后,尽快拨打就近的医院或急救中心电话,报警后保持电话畅通或接受指导。

方法：适当了解情况后,用自己的手机或旁观者手机拨打附近急救中心电话(一般为120,也可拨打119或110转呼)或医院急救电话(可通过114查询),将患者所在具体地点、患者主要情况告诉对方,接受急救中心的电话急救指导,保持电话畅通。有刑事案件可能者,同时也拨打110报警。

适用对象：需要急救和救援的患者。

 简明心肺复苏术

目的：使心搏骤停者尽快恢复心跳和自主循环,降低死亡率。

> 核心内容 识别心搏骤停,马上报警,迅速采取持续有效的心外按压。大多情况不必实施口对口人工呼吸。

第一步 心搏骤停的识别。

要点：患者呼之不应、不省人事、10秒内颈动脉触及不到搏动、没有呼吸。

方法:看到倒地患者,首先大声呼叫患者,用力掐肩部皮肤看有无反应;若无,立即摸到喉结,然后在其外侧 1～2cm 处触摸颈动脉,若 10 秒内未触及颈动脉搏动,考虑心搏骤停,进入下一步骤。

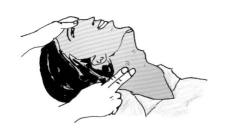

第二步　急救报警,并呼叫其他目击者参与救治。

第三步　实施有效、持续的心脏按压。

要点:做到按压部位、深度、频率、回弹、时间"五正确"。

方法:在确认环境安全下实施;如果有多位目击者,每 3 分钟轮换一人按压,一直坚持到患者恢复心跳或专业急救人员到来,实现无缝对接。按压做到以下"五正确":

按压部位正确:在胸骨前方两侧乳头连线中点(相当于胸骨的中 1/3 段与下 1/3 段交点),用左手掌根平放该处,使手掌根长轴与胸骨长轴重合,以保证按压力量在胸骨上,避免造成肋骨骨折。然后,再将右手掌根放在左手手背上,使两手掌根重叠,十指相扣,手指翘

起,离开胸壁,保持下压力量集中于胸骨上;

按压频率正确:100～120 次 /min;

按压深度正确:成人胸骨下陷的深度为 5～6cm;

按压时间正确:尽量保持不间断持续按压;

胸廓按压和回弹正确:按压和回弹时间 1:1,回弹时掌心不能离开皮肤。

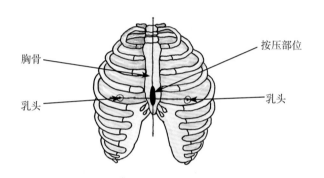

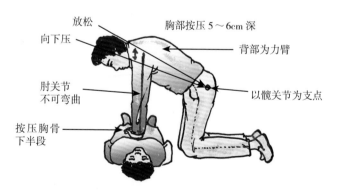

适用对象:心搏骤停患者。

禁忌对象:非心搏骤停患者。

专业心肺复苏术

按照心搏骤停救治的五个生存链进行,必须环环相扣:报警、心外按压、除颤、转运、监护,高级生命支持,综合治疗。

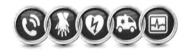

3. 私家车送医

目的:尽快将患者送至有条件的医院实施专业救治。

要点:安全、快捷、无缝对接、避免人为加重病情或二次损伤(如出血、神经损伤等)。

方法:对于联系不上专业救护车,或者因路途遥远等原因者,可考虑用私家车尽快运送患者就医。

适用对象:需要尽快送医院救治的患者。

禁忌对象:脑出血及途中很可能随时发生心搏骤停的患者。

注意:①对诸如心肌梗死等途中有心跳、呼吸停止可能者,不提倡私家车运送;②搬运要轻柔平稳;③疑有骨折者,应先行固定包扎;④车上要将患者固定好,并有专人看护;⑤车速要尽量均匀,避免急刹车;⑥要注意观察患者的生命"八征"（包括呼吸、脉搏、血压、体温、神志、尿量、皮肤、瞳孔等）变化；⑦保持车内温度适宜和空气清新（如适当开窗、空调关闭循环风等）；⑧沿途与医疗机构保持通信联系，接受专业指导，并确保无缝对接；⑨必要时与交警联系，确保沿途通畅。

 4. 口服补液法

目的：补充液体、钠离子和氯离子、能量，利尿和排毒。

要点：在饮用水中加入适量食用糖和食用盐。

方法：在饮用水中（开水、矿泉水等）加入适量食用糖（白糖、黄糖或冰糖等），加糖量以个人喜好为宜。但糖尿病患者需谨慎，同时，加入适量食用盐至略有咸味即可。

适用对象：需要补充水、电解质或大量利尿排毒者，如大量出汗、腹泻、高热、中毒、感冒等患者。

禁忌对象：怀疑完全性肠梗阻、胃肠穿孔、昏迷、卒中等需禁食或暂不宜进食的患者。

专业口服补液（ORS液）

"ORS液"是口服补液盐的简称。其是由氯化钠、氯化钾、枸橼酸钠、葡萄糖等成分配制的口服液体，适用于腹泻所致的轻、中度脱水及电解质紊乱者。

5. 冷敷法

目的：①各种过敏症的止痒和过敏性休克的防治；②减轻软组织和骨骼急性创伤造成的充血、水肿等急性炎症；③减缓毒素吸收。

要点：①对于过敏症，要避开可疑致敏原或环境，立即冷敷瘙痒处（即红疹处）；②对于创伤者，冷敷伤处，停止患处活动，不宜按摩；③对于动物类咬伤，可冷敷伤处及其近心侧。

方法：就近取材，寻找冰冷物品，如冰箱内物品、冷水，甚至矿泉水、自来水。对于过敏和急性损伤，切记不可按摩、热敷或热水洗。

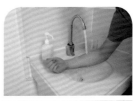
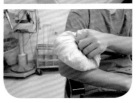

适用对象：过敏、软组织或骨骼急性创伤、动物咬伤等患者。

专业冰敷法

除上述现场冰敷外，还有应用于心搏骤停等患者的亚低温治疗等方法。

6. **催吐法**

目的：尽快将胃内容物排出，减少吸收。

要点：刺激咽后壁或悬雍垂，引起反射性呕吐。

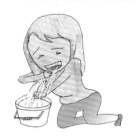

方法：张开嘴巴，用中指直接、反复触碰刺激咽后壁或悬雍垂，以致出现恶心，直至呕吐。

适用对象：主要是口服中毒且清醒的患者，如醉酒，口服农药、鼠药、安眠药等中毒者，或疑似食物中毒者。

禁忌对象：昏迷、卒中等反射异常等不适宜催吐者。

 7. **外用杀菌消炎——浓盐水、高度白酒的应用**

（1）浓盐水抑菌、消炎、消肿

目的：口、咽、皮肤、尿道口、外阴、肛门等部位急性炎症或伤口外用消毒、消炎、消肿（收敛）。

要点：配制高浓度盐水。

方法：用干净凉水（凉开水、自来水）和食用盐兑成浓盐水（达饱和状态），在皮肤或黏膜炎症局部冲洗、湿敷、坐盆或反复含漱。

适用对象：皮肤擦伤或外阴瘙痒（反复局部冲洗或湿敷）、咽痛或急慢性咽扁桃体炎症（反复含漱）、痔疮脱出（反复坐盆）、男性尿道炎（反复浸泡）者。

（2）**高度白酒消毒**：如果有高度白酒（50°以上），也可以代替医用消毒酒精用于临时局部消毒。

 8.　外伤的紧急止血、包扎、固定术

（1）**手指 / 脚趾割破止血法**

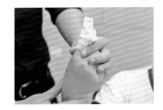

目的：止血。

方法：由于支配手指 / 脚趾的血管是从手指 / 脚趾两侧走向指 / 趾尖，所以，直接用手指压迫伤口近端手指 / 脚趾两侧数分钟即可止血。

适用对象：手指 / 脚趾外伤出血。

注意：不能长时间压迫止血，以免手指 / 脚趾缺血坏死。

（2）**紧急外伤止血**

目的：止血、预防失血性休克。

方法：压迫动脉止血法、直接压迫止血法、加压包扎止血法、填塞止血法和止血带止血法。

1）压迫动脉止血法

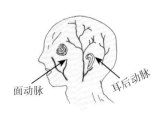

面动脉　　耳后动脉

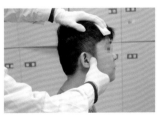

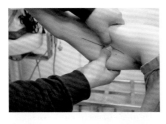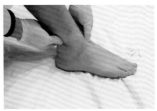

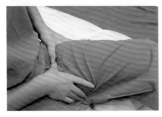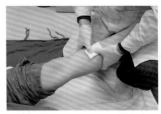

2)直接压迫止血法:用于较小伤口,压迫不少于 10 分钟。

3)加压包扎止血法:用于各种伤口。该法可靠、最常用,包扎范围要比伤口大。

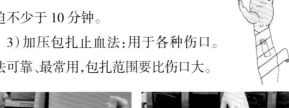

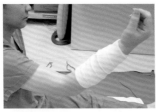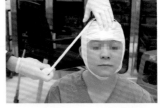

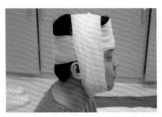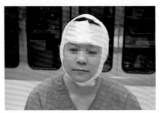

4）填塞止血法：一般用于鼻出血，颈部、臀部大而深的伤口。先填塞，再包扎。

5）止血带止血法：仅适用于四肢，有橡皮止血带、气性止血带和布制止血带等。

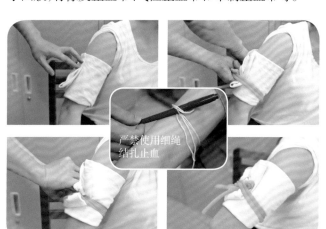

严禁使用细绳结扎止血

（3）外伤包扎术

目的：止血，保护伤口和固定。

方法：创伤的部位及其伤情不同，包扎方法各异。使用材料有绑带、三角带等，如无上述物品，可用清洁的毛巾、围巾、衣物代替。

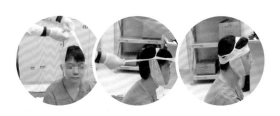

11

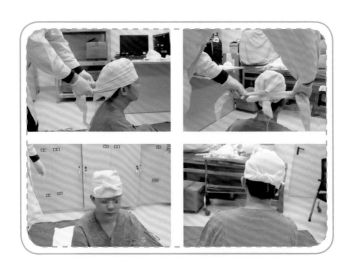

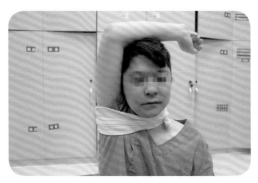

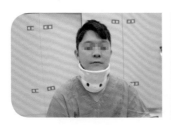
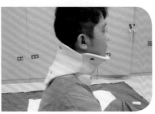

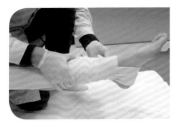
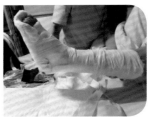

（4）骨折固定

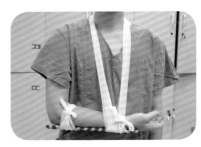

目的：防止骨折移位而损伤血管神经、缓解疼痛，并非骨折复位。

方法：就地取材，如塑料板块、木条竹片，甚至手杖、雨伞等，也可以用伤者自身附近器官进行固定，如上肢骨折可与躯干固定、下肢骨折可与健侧肢体固定。固定范围必须包括骨折邻近的关节，固定要轻、牢，松紧要适度，要有衬垫。

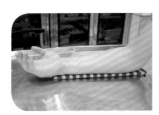
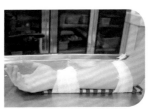

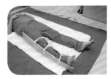
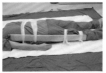
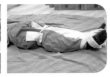

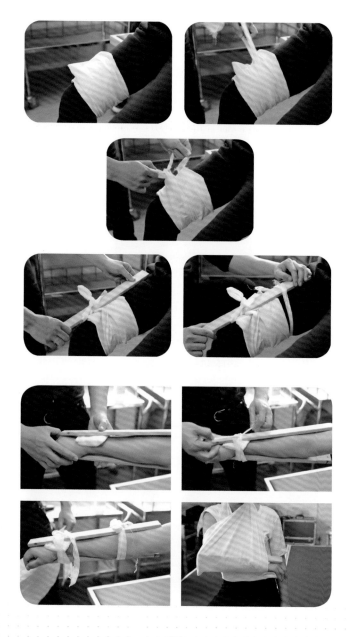

（5）注意事项

1）外伤失血性休克的预防：及时止血，失血多者，现场可予口服补液。如果患者表情淡漠、皮肤冰冷苍白、血压逐渐下降、脉搏细数，可能存在隐性失血性休克。

2）避免神经、血管再受损伤：急性损伤部位要停止活动，在救援、检查、搬运过程中，注意保护受伤部位的神经、血管，切忌反复尝试折、摇、转、拉，尤其是骨折伤口要及时包扎固定，以免造成神经、血管的再损伤。

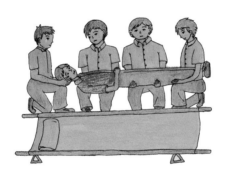

3）避免组织炎症加重：对创口或拉伤、扭伤局部冷敷，并抬高局部以促进静脉回流；限制局部活动，且不得按摩、热敷。

4）破伤风的预防：对于细深伤口（如被铁钉、玻璃等扎破），或创口较大难以止血、容易感染者，应送医院进行清创，并做预防破伤风处理。

5）预防因止血而引起远端肢体缺血坏死：止血带止血容易出现远端缺血坏死。止血带的松紧度以出血停止、远端摸不到搏动为宜；每小时放松一次，每次放松2～3分钟。

6）预防感染：发现伤口有骨折端外露时，切忌将骨折端还纳，否则会导致深层感染；腹壁伤至肠管外露时，可使用干净的碗扣住外露肠管，切忌将外露肠管还纳；伤口无出血和骨折，又无干净包扎材料，可不予包扎，以避免感染。

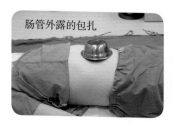

肠管外露的包扎

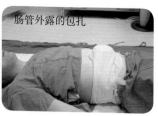

肠管外露的包扎

9. 动物（狗、猫、蝙蝠、蜂、虫等）咬伤的处理

（1）现场伤口处理：立即应用挤、吸、灼、洗、冰等方法，对伤口进行排毒、消毒、消炎、消肿。例如：用浓盐水或干净冷水清洗伤口10分钟；及时烧灼伤口局部，可使毒素、病毒等蛋白类成分变性而失活，必要时予以止血、包扎。酒精有扩张血管作用，不宜用于疑有毒素伤口的处理，以免促进毒素吸收。

（2）尽快送医院急诊。

（3）急诊处理：清创、止血、包扎，注射抗毒素，预防破伤风，抗感染。

10. 创伤的现场处理原则

创伤可分为开放性和闭合性两类。创伤后有 3 个死亡高峰,其中第一高峰约占死亡人数的 50%,发生在伤后 1 小时内,尤其是伤后 10 分钟内,由致命性创伤引起,如大血管或动脉破裂、咽喉或气管梗阻、张力性气胸(胸部伤口形成单向活瓣,随着呼吸节律,气体只进不出)、心脏或颅脑的直接重创等。如果能得到及时止血(如压迫、填塞、包扎等)、畅通呼吸道(如清除咽喉异物、紧急气管切开等)、气胸排气(如用小于伤口的尖锐条状物插入伤口排气后包扎伤口)、心肺脑复苏等相应处理,有相当一部分患者可以存活,这是降低第一死亡高峰最有效的措施。所以,创伤的现场正确处理十分重要,基本原则有:

(1)安全第一,在安全的前提下施救。

(2)生命第一,先果断救命再防伤残。

(3)迅速评估,先重后轻,分类救治。

(4)无缝对接,就近送医,安全转运。

(5)涉案留痕,保护现场,服从指挥。

11. 物理降温

物理降温是高热(39℃以上)患者首选的降温方法,包括温水擦浴,酒精擦浴,冰块、冰盐水、冰帽、医用化学袋降温,灌肠,冰液体静脉输入等。

最简易、有效、安全的降温方法,就是用 25%～50% 酒精擦浴的物理降温方法。

目的:使高热患者退热。

方法:将纱布或柔软的小毛巾用酒精(也可以用三花酒)蘸湿,拧至半干,轻轻擦拭患者的颈部、腋下、四肢。

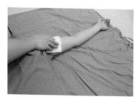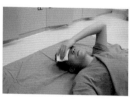

注意:①婴幼儿皮肤比较细嫩,慎用酒精擦,若掌握不好浓度,则易造成皮肤损伤、吸收等;②对有出血倾向的皮疹、皮下出血点及伴有皮肤性损害的患者,禁用酒精擦浴,特别是白血病患者,酒精擦浴往往会导致出血症状加重;③擦浴时,禁擦后背、胸前区、腹部和足底等处,以免引起不良反应;④采用物理降温措施 30 分钟后测量体温,同时密切观察患者的血压、脉搏、呼吸及神志变化;⑤高热时水分和电解质丢失增多,加之食欲减退,应及时补充水和电解质,可予口服补液。

 12. 大脑意识状态的判定

目的:判断患者的意识状态。

方法:刺激神经,观察患者的反应。具体方法有:观察患者对询问环境和时间的对答反应,以及对呼叫的反应、压眶上神经的反应、瞳孔对光刺激的反应、掐肩部或面部皮肤的反应。

适用对象：急危重症患者。

注意：①重点判断患者是否处于昏迷状态，但不能因此耽误抢救时间；②不得摇晃患者头部。

意识状态分类

意识状态主要指人们对客观环境及主观自身的认识。即指环境意识和自我意识。意识状态的分类：

（1）清醒状态：被检查者对自身及周围环境的认识能力良好，应包括正确的时间定向、地点定向和人物定向。

（2）嗜睡状态：呼叫或推动患者肢体，患者可立即清醒，并能进行简短而正确的交谈或做一些简单动作，但刺激一消失又入睡。

（3）意识模糊：一般来说，患者有时间和地点定向障碍时，即称为意识模糊。

（4）昏睡：意识清晰度降低，较意识模糊状态为深，呼喊或推动肢体不能引起反应。用手指压迫患者眶上缘内侧、针刺患者手足，出现防御反射。此时,深反射亢进、震颤及不自主运动,角膜、睫毛等反射减弱,但对光反射仍存在。

(5)浅昏迷:指患者随意运动丧失,呼之不应,对一般刺激无反应,对强痛刺激,如压眶、压甲根等有反应,浅反射消失,腱反射、角膜反射、瞳孔对光反射存在,呼吸、脉搏无明显变化。见于重症脑血管病、脑炎、脑脓肿、脑肿瘤、中毒、休克早期、肝性脑病等。

(6)深昏迷:指患者对各种刺激均无反应,完全处于不动的姿势,大小便失禁,呼吸不规则,血压下降,此时可有去皮质强直现象。后期,患者肌肉松弛,眼球固定,瞳孔散大,濒临死亡。见于肝性脑病、肺性脑病、脑血管病、脑肿瘤、脑外伤、严重中毒及休克晚期等。

(7)去皮质强直现象:多表现为谵妄。一种急性意识障碍,表现为定向障碍、错觉、幻觉、情绪不稳、行为紊乱等,有时可有片段的妄想,症状常表现为日轻夜重的波动。由于受错觉或幻觉影响,患者可产生自伤或伤人行为。

13. 危重患者病情观察

（1）**反复观察"生命八征"变化**：包括呼吸、脉搏、血压、体温、神志、尿量、皮肤、瞳孔。

（2）**其他**：对头部外伤者要密切注意头痛、呕吐等变化。对呕血、咯血者要观察其量的变化。

14. 突发事件的现场应对原则

（1）**冷静应对莫惊慌**：切忌惊慌失措，从速评估环境安全性、拟定应急现场避险方案或合理逃生方案。

（2）**了解原因和现状**：如事件性质，人员伤亡、财产损失情况，事件进展趋势，交通、通信情况等。

（3）**报警呼救要精准**：拨打120、119、110求救。

（4）**先排险后再施救**：救援与医学急救有序进行。

（5）**自救互救能救命**：在安全前提下自救互救。

（6）**分类检伤更有序**：以黑色（死亡）、红色（致命性伤病）、黄色（危重症）、绿色（一般性伤病）分类。

（7）**先救命后再疗伤**：按通气、救心、止血顺序施救，止血、包扎、固定、搬运合理进行。

（8）**先重后轻快送医**：按先重后轻原则，有序、安全、平稳、就近转送患者去医院。

（9）**注意环境与安全**：兼顾环境安全监测和交通治安维护。

（10）**服从指挥不传谣**：服从指挥有序撤离，不造谣、不传谣。

15. 居家旅游备用药品

（1）**感冒药**：板蓝根冲剂、维 C 银翘片等。

（2）**抗过敏药**：马来酸氯苯那敏（扑尔敏）等。

（3）**抗生素**：红霉素、四环素或左氧氟沙星等。

（4）**跌打创伤药**：创可贴、医用纱布等。

（5）**晕车药**：苯海拉明等。

（6）**止泻药**：小檗碱等。

（7）**解热镇痛药**：布洛芬等。

（8）**驱虫药**：风油精等。

（9）**消毒品**：医用酒精纸片等。

（10）**胃药**：法莫替丁、保济丸等。

（11）**心血管药**：硝酸甘油片、降压药等。

（12）**食用盐和白糖。**

第二篇

常见突发病症（群）的现场自救互救

1. 心搏骤停

患者突然跌倒、不省人事、没有呼吸,多见于急性心肌梗死。

（1）**直接后果**:死亡。

（2）**间接后果**:可引起肺、脑、肝、肾等重要器官损害,如呼吸衰竭、植物人（脑死亡）等。

（3）**现场自救互救技术**:

核心内容 确认患者心搏骤停后,马上报警,立即予以心肺复苏术（详见第一篇"2. 简明心肺复苏术"）。

注意点:在专业急救人员到来之前,尽量保持持续有效的心脏按压。对于急性心肌梗死者,心肌梗死后 2 小时内开通血管（溶栓或安装冠脉支架）最为理想,至少争取在 6 小时溶栓窗内溶栓。

（4）**专业急救简介**:实施初级、高级生命支持,进入绿色通道和胸痛中心,急性心肌梗死者行溶栓治疗,或安装冠脉支架或行搭桥术,综合治疗。

2. 突发胸痛、胸闷、胸部压榨感

胸痛是常见症状,但须高度警惕致命性胸痛,包括急性心肌梗死（急性冠脉综合征）、主动脉夹层、肺栓塞、张力性气胸等，也可见于肋间神经痛、带状疱疹等。

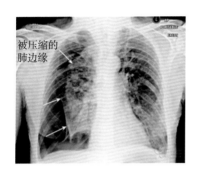

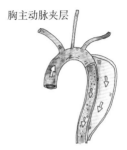

胸主动脉夹层

被压缩的肺边缘

（1）**直接后果**：致命性胸痛可引起心搏骤停、休克、死亡等。

（2）**间接后果**：可引起脑、肝、肾等重要器官损害，如植物人。

（3）**现场自救互救技术**：

核心内容 让患者保持镇静、取半坐位、急救报警、含服硝酸甘油片。

第一步 减轻心脏负担。

方法：让患者停止一切活动、保持镇静、取半坐位、放低下肢。

第二步 简单了解病情，协助服用身上备用药。

要点：重点了解有无致命性四大疾病的病史和身上备用药。

方法：若患者清醒，可适当询问是否曾有冠心病、主动脉夹层、高血压、反复气胸发作等病史,是否长期卧床(易患下肢静脉血栓,脱落可致肺栓塞),以及身上有无疾病卡或备用药,协助服用身上备用药。

第三步 急救报警。

第四步 可试用中医手法急救,如按摩内关穴、膻中穴;如有条件,予以吸氧。

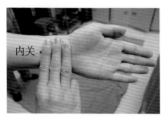
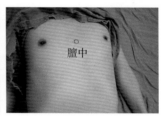

内关

膻中

(4)专业急救简介:进入急救绿色通道和胸痛中心诊治,争取 2 小时内实施溶栓治疗或介入治疗等。

3. 高血压患者血压骤升伴气紧、胸痛、言语不清、活动障碍

提示高血压发展为高血压急症。

(1)直接后果:心脑血管急症、死亡等。

(2)间接后果:可引起心、脑、肾等重要器官损害、死亡等。

(3)现场自救互救技术:

核心内容 识别高血压急症,让患者保持镇静、半坐位、急救报警、协助服用降压药。

第二篇 常见突发病症（群）的现场自救互救

第一步 识别高血压急症。高血压患者短期内舒张压大于 120mmHg 和 / 或收缩压大于 180mmHg 时，容易出现高血压急性并发症：突然出现心悸气紧、口唇发绀，伴咯粉红泡沫样痰时，要考虑急性左心衰竭；伴有恶心、呕吐、剧烈头痛，甚至视力模糊，可能已出现高血压脑病；若突感支撑不住要跌倒，伴言语不清、口角歪斜、一侧肢体活动障碍，则很可能出现卒中；若心前区疼痛、胸闷，面色苍白、出冷汗，则极可能发生了心肌梗死或急性心力衰竭。

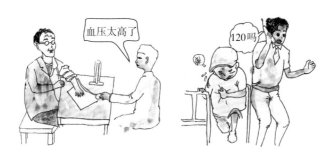

第二步 防止血压紧张性升高、避免下肢回心血量增加。

方法：让患者停止一切活动、保持冷静、采取半坐位、取腹式呼吸、放低下肢。祛除诱因，避免刺激。

第三步 适当了解病情，协助服用身上备用药。

要点：重点了解有无四大疾病病史和身上备用药。

方法：若患者清醒，可适当询问高血压控制情况，了解是否曾有糖尿病、卒中、冠心病及主动脉夹层等病史;以及身上有无疾病卡或备用药,协助服用身上备用药,如降压药、利尿药、镇静药、硝酸甘油等。

第四步 急救报警。

第五步 如有条件,予以吸氧、监测血压。

(4)**专业急救简介**:血压、症状基本控制后方能转运,并进重症监护病房(ICU)诊治。

 4. **突发言语不清、一侧肢体活动障碍(偏瘫)**

多见于卒中,包括脑出血、脑梗死。

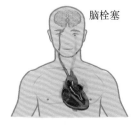 脑栓塞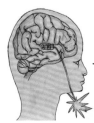

脑出血常见诱因有情绪激动、用力大便、咳嗽、重体力活动、奔跑、酒后、性生活、忧虑等。

(1)**直接后果**:脑缺血、缺氧,脑水肿,脑疝形成等。

(2)**间接后果**:可引起心跳呼吸停止、肺部感染、偏瘫失语等。

(3)**现场自救互救**:

核心内容 正确识别卒中,马上报警,不做不利于患者的事。

第一步 卒中的识别。

28

要点：患者突感一侧肢体麻木，甚至支撑不住要跌倒，伴言语不清、口角歪斜、一侧肢体活动障碍，重者神志不清，但一般存在呼吸和心跳。院前很难区分脑出血和脑梗死，有高血压史或在情绪激动情况下发作者多为脑出血；在安静或睡眠状态下发作者多为脑梗死。

方法：各方保持冷静，目击者大声呼唤患者，必要时用手指掐患者肩部或肢体皮肤看有无反应，如患者尚清醒，观察其能否讲话、能否活动肢体，并观察其是否有言语不清、口角歪斜等卒中表现。如患者言语不清、口角歪斜、一侧肢体活动障碍，重者神志不清，提示"卒中"。

第二步　急救报警。

第三步　正确施救。

要点：只做对患者有益的事。

方法：保持冷静，并让患者平躺，可垫软枕，如有呕吐，则让患者头部侧向一侧，以避免误吸，如周围有医用氧，可让其吸氧。

注意点：①不要围观，切记不要给患者喂水和食物，不要摇晃患者头部，不要让患者头部颠簸；②对此类患者，原则上不提倡私家车送医；③脑出血和脑梗死的主要治疗方法是相反的，不能盲目用药；④渐感一侧肢体麻木、乏力，往往是脑梗死的早期表现，必须重视，应立即到医院进行排查和处理，以免错过"溶栓窗"。

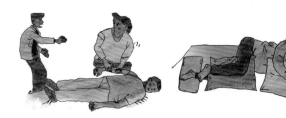

（4）**专业急救简介**：控制血压，尽快明确诊断；溶栓、手术或介入治疗，器官功能支持；特别监护与护理，防治感染等。若是急性脑梗死，争取在 6 小时时间窗内溶栓。

5. 突发剧烈头痛、呕吐、眩晕

着重怀疑蛛网膜下腔出血。

（1）**直接后果**：脑水肿、脑疝等。

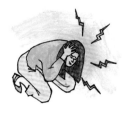

（2）**间接后果**：可引起心搏骤停、死亡、植物人等。

（3）**现场自救互救技术**：

核心内容 让患者保持冷静、绝对静卧、及时报警、服用备用降压药。

第一步 防止一切升高血压、加重出血的因素。

方法：让患者停止一切活动并保持冷静，绝对静卧，防止血压紧张性继续升高；取半卧位垫高颈部，放低下肢,以减少下肢回心血量。

第二步 适当了解病情,协助服用身上备用药。

要点:重点了解有无高血压病史和身上备用药。

方法:若患者清醒,可适当询问是否曾有高血压等病史及血压控制情况,以及身上有无疾病卡或备用药,协助服用身上备用降压药。

第三步 急救报警。

第四步 如有条件,予以吸氧,监测血压。

(4)专业急救简介:包括内科、手术及介入治疗。主要措施包括绝对卧床休息、控制血压、解除脑血管痉挛、减轻脑水肿等。

6. 气管异物(窒息)

见于婴儿喂食,儿童吸食果冻、瓜子等细小圆滑食品,卒中等咽喉肌群功能不协调者误吸。

(1)**直接后果**:窒息等。

(2)**间接后果**:可十分钟内死亡、植物人等。

(3)**现场自救互救技术**:

核心内容 让患者保持冷静,迅速解除窒息,就医报警或送医。

第一步 保持冷静,迅速解除窒息。

方法:

1)自救:停止一切活动,保持冷静,双手抱住腹部,用力咳嗽,尝试咳出气管异物;就地取材,如用椅背向胸后上方快速顶压上腹部。

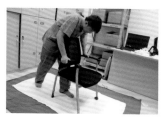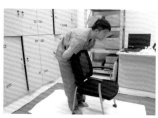

2)互救:让患者停止一切活动、保持冷静,采取以下急救方法。

儿童急救法:让患儿俯卧在两腿间,头低脚高,手掌适当用力,在患儿的两肩胛骨间拍击 4 次。拍背不见效,可让患儿背贴于救护者腿上,救护者用两手食指和中指适当用力向后向上挤压患儿中上腹部,压后即放松,可重复几次。

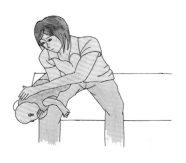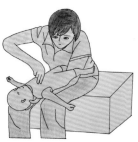

成人急救:①卧位急救法。患者仰卧,救护者两腿分开跪在患者大腿外侧地面上,双手掌叠放在患者脐

稍上方,向下向前快速推
压,压后随即放松;②站位
急救法。救护者站在患者
身后,双臂围绕患者腰部,
一手握拳,拳头的拇指侧
顶在患者上腹部(脐稍上
方);另一手握住握拳的手,向上向后猛烈挤压患者上
腹部。挤压动作要快速,压后随即放松。

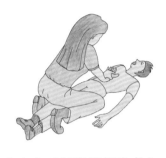

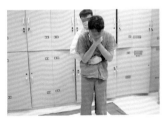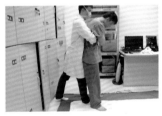

第二步 报警送医。

(4)专业急救简介:现场同上。院内有气管切开、
手术及纤维支气管镜取出异物等。

 7. **气紧、呼吸困难**

见于窒息,哮喘、慢阻肺、肺心病急性发作,大量气
胸,胸腔积液,肺栓塞,呼吸衰竭,心力衰竭等。

(1)直接后果:窒息、死亡等。

(2)间接后果:可引起心、脑、肝、肾等重要器官损害。

(3)现场自救互救技术:

核心内容 让患者保持冷静、简询原因、解除气道异物,及时报警、视情况祛除原因或给予平喘药,及时送医。

第一步 让患者保持冷静,以减少心、肺功能负担,解除气道异物。

方法:让患者停止一切活动,保持镇静,采取半坐位、放低下肢。若有气道异物,应果断解除,以免窒息死亡(具体见前述)。

第二步 适当了解病情,协助服用身上备用药。

要点:重点了解心、肺病史和身上备用药。

方法:若患者清醒,可适当询问是否曾有冠心病、高血压、哮喘、慢性阻塞性肺疾病、肺心病、反复气胸发作及长期卧床等病史,平时用药情况,以及身上有无疾病卡或备用药,协助服用身上备用药。

第三步 急救报警或车送有条件医院就医。

第四步 如有条件,予以吸氧。

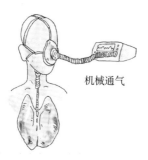

机械通气

第五步 如发生心跳、呼吸骤停,立即给予心肺复苏术。

(4)专业急救简介:标本兼治、呼吸支持等综合治疗。

34

8. 溺水

（1）**直接后果**：窒息、心跳停止、死亡等。

（2）**间接后果**：可引起肺、心、脑、肝、肾等重要器官损害，如肺部感染、呼吸衰竭、植物人等。

（3）**现场自救互救技术**：

核心内容 马上报警，尽快施救上岸，畅通呼吸道、予人工呼吸，心跳停止者予心肺复苏术。

第一步 急救报警。

第二步 救起溺水者。

要点：自救与互救。自救主要是溺水者要冷静应对；互救是在确保施救者安全的条件下，用直接或间接的方法尽快将溺水者从水中救起。

自救方法：首先是保持冷静，然后大声呼救，如果是由于肢体肌肉抽搐（抽筋）引起，原则上是反方向对抗抽搐的肌肉。

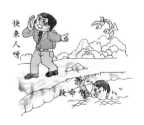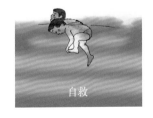

自救

互救方法 1：直接施救。对于接受过溺水施救培

35

训或游泳技术好的目击者,立即跳进水中救人。

注意点:施救者应从溺水者背后施救,以免被溺水者紧抱而导致双双溺水;岸上的目击者一定要做好协助下水施救者上岸的准备,如传递竹竿、绳子、游泳圈或其他漂浮物等,甚至开船接应,以避免施救者溺水,并协助其上岸;不鼓励没有技术把握的人下水救人。

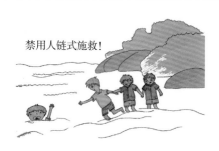

禁用人链式施救!

互救方法 2:间接施救。对于缺乏溺水施救技术的目击者,应尽快让溺水者抓到救命"稻草",如竹竿、绳子、游泳圈或其他漂浮物等,并将其拉上岸;或呼叫周边有能力者下水施救。

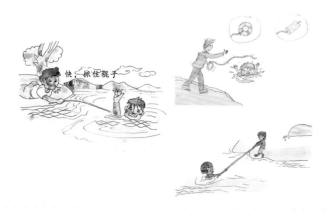

快,抓住棍子

第三步　畅通呼吸道。

要点:尽快使溺水者呼吸道内的液体流出,尽快清理口腔、呼吸道内污物,使呼吸道保持通畅。

方法:在目击者和施救者的帮助下,在溺水者施救上岸过程中,可采取头低位,使呼吸道内液体自动流出。上岸后,让其平躺,用手帕或纸巾迅速清理口腔内污物,使气道通畅, 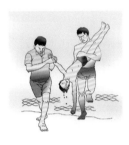 再视具体情况进一步施救。如患者神志清醒,可自行去医院就医;如神志不清,等待专业急救到达的同时,实施下一步救治。

第四步　对呼吸道通畅但神志不清者,若患者有颈动脉搏动(即有心跳者),立即实施口对口人工呼吸。

要点:抬下颌、捏鼻子、压额、吹气。

方法:施救者跪在溺水者右侧,让溺水者仰卧于地,用左手掌外侧压额,拇指和食指捏住鼻翼,另一手抬起下颌,先深吸一口新鲜空气,然后快而深地向溺水者口内吹气,并观察溺水者者胸廓有无上抬下陷活动。

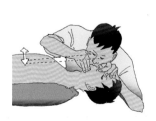 一次吹完后,脱离溺水者之口,捏鼻翼的手同时松开,慢慢抬头再吸一口新鲜空气,准备下一次口对口呼吸,成人频率 16～20 次 /min。

如果患者没有心跳,立即进行下一步。

第五步 心跳停止者予心肺复苏术(见第一篇"2. 简明心肺复苏术")。

(4)**专业急救简介**:尽快畅通呼吸道、呼吸支持、心肺脑复苏(见心搏骤停救治的五个生存链)、防治感染和多器官功能障碍综合征(MODS)等。

 9. 咯血

多见于支气管扩张症、肺结核、肺癌等。

(1)**直接后果**:窒息。

(2)**间接后果**:感染、原发疾病加重、结核病扩散等。

(3)**现场自救互救技术**:

核心内容 各方保持冷静,让气管内血液自然咳出、预防窒息。

第一步 让患者保持冷静,防止血压升高以致咯血加重。

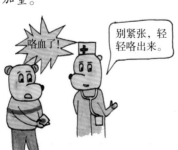

方法:让患者停止一切活动、保持冷静、采取患侧卧位。

第二步 鼓励患者毫不吝啬地轻咳出

气管内血液。若出血量大或者有窒息感,可采取头低位、轻拍背部以促进气道内血液排出。

第三步　急救报警或及时自行送医。

第四步　如有条件,予以吸氧,注意观察"生命八征"。

（4）**专业急救简介**:镇静止血,体位引流,抗感染,标本兼治,介入和手术治疗等。

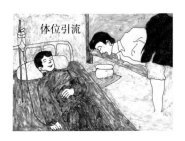

体位引流

10. 鼻塞、流涕、咽痒、咳嗽

见于疑似上呼吸道感染、感冒、流行性感冒（流感）、过敏性鼻炎、哮喘发作前期等。

某一地区短期内民众出现鼻塞、流涕、咽痛、咳嗽、发热等症状群的患者明显增多,多为流感暴发流行。

（1）**直接后果**:呼吸道感染、肺炎。

（2）**间接后果**:流感传播、哮喘发作、脓毒症。

（3）**现场自救互救技术**:

核心内容　及时局部消毒杀菌,大量口服补液。流感可使用疫苗。

第一步 咽喉局部反复消毒杀菌。

要点：用浓盐水反复含漱。

方法：用干净凉水(凉开水或自来水)和食用盐兑成浓盐水(达饱和状态)，反复含漱。

第二步 大量口服补液。

第三步 服用清热解毒中成药冲剂,如板蓝根冲剂。

第四步 必要时到医疗机构诊治。

(4)专业急救简介：及时局部消毒杀菌,大量口服补液,必要时适当使用抗生素。若有流感大流行,易感人群可使用特异性疫苗或雾化吸入非特异性疫苗。

雾化吸入非特异性疫苗(雾化吸入灭活草分枝杆菌)法：将注射用"灭活草分枝杆菌"2 支 +5ml 生理盐水注入普通氧气驱动的医用雾化器中,接上氧源,以 4～5L/min 的流速驱动雾化吸入 15～20 分钟,1 次 /d,连续 3～5 天。该法也已证实,可以用于哮喘的防治。

 11. 咽痛、咳嗽、脓痰、发热

见于疑似急性咽扁桃体炎、气管炎、支气管炎、肺炎、流感等。

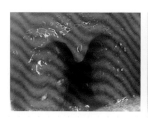 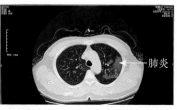

肺炎

（1）**直接后果**：感染加重等。

（2）**间接后果**：原有肺部疾病加重，全身感染，脓毒症，甚至死亡等。

（3）**现场自救互救技术**：

> **核心内容** 类似上呼吸道感染，视具体情况适当使用抗生素。

第一步 对咽喉局部反复消毒杀菌（同上）。

第二步 大量口服补液。

第三步 可服用清热解毒中成药冲剂，如板蓝根冲剂。

第四步 肺炎、流感大流行应到医疗机构诊治。

（4）**专业急救简介**：抗感染治疗，适当口服补液，预防并发症。对流感的大流行可使用特异性或非特异性吸入疫苗。

12. 中毒

（1）**中毒的现场处理基本原则**

1）确保救援人员安全和避免相继中毒。

2）避免患者继续接触可疑毒物：常见中毒途径有口服、吸入、皮肤等。要及时抢夺口服毒物、清洗污染皮肤毒物、离开中毒环境等。

3）减少毒物继续吸收（指毒物进入血液）：如催吐、导泄等。

4）急救报警。

5）促进毒物排泄：使毒物排出体外，如大量口服补液、利尿等。

6）送医。

7）有条件者采取解毒措施。

（2）煤气（一氧化碳）中毒

1）直接后果：组织、细胞缺氧。

2）间接后果：可引起心、脑、肝、肾、肺等重要器官损害，如植物人、死亡等。

3）现场自救互救技术：

核心内容 尽快按中毒的现场处理基本原则施救。

第一步 避免患者继续吸入煤气。

要点：尽快让中毒者离开中毒现场，呼吸新鲜空气或氧气。

方法：不同的中毒环境，施救方法有所不同，首先要保持冷静。对于室内中毒者，轻柔地关闭煤气开关，打开门窗、风扇，设法离开中毒环境，呼吸新鲜空气；对于暗井、化粪池、人防道、坑道等环境中毒者，要设法尽快往内鼓风，输送新鲜空气，降低毒气浓度，在有一定保障措施（如充分鼓风、戴防毒面具、系安全绳等，以避免施救者中毒）的前提下入内施救，使患者尽快离开中毒环境,呼吸新鲜空气,注意保暖。

注意点:一切有摩擦性的动作(如金属开关的关或闭)一定要轻柔,以免产生火花,引发火灾、爆炸。无防护措施的施救者不能随意进入通风不良的环境施救。

第二步 急救报警。

第三步 有条件的给予有自主呼吸者吸氧或私家车送医。

第四步 若呼吸、心跳停止,立即行人工呼吸和心肺复苏术(见第一篇"2.简明心肺复苏术")。

4)专业急救简介:尽快按中毒原则处理,初级、高级生命支持,防治并发症。

（3）急性有机磷农药中毒

常见有机磷农药包括以下几种。剧毒类:甲拌磷、内吸磷、对硫磷等;高毒类:甲基对硫磷、甲胺磷、氧化乐果、敌敌畏等;中毒类:乐果、乙硫磷(碘依可酯)、美曲磷脂(敌百虫)、二嗪农、毒死蜱等;低毒类:马拉硫磷、辛硫磷、氯硫磷等。

1)直接后果:主要引起神经递质传递障碍(主要是自主神经)。

2)间接后果:可引起心、肺、脑等重要器官功能障碍,如呼吸衰竭、心律失常、死亡等。

3)现场自救互救技术:

核心内容 尽快按中毒的现场处理基本原则施救。

第一步 避免继续接触可疑食品或毒物。

要点:立即终止服食或接触可疑食物或毒物。

方法:立即抢夺可疑食物或毒物,并封存待检。若是接触中毒(如喷洒农药),则需尽快脱去污染衣物、离开中毒环境,尽快用凉水清洗皮肤。

第二步 减少毒物吸收。

要点:反复喝凉水、催吐,或用凉水清洗污染皮肤。

方法:若口服中毒者,马上让其大量口服凉水,并设法反复催吐;若患者不配合,也要通过强迫手段,撬开口腔,用布块缠绕筷子,刺激咽后壁催吐;若接触中毒(如喷洒农药),则用凉水彻底清洗污染皮肤。

第三步 急救报警。

第四步 促进毒物排泄。

要点:使血液内的毒物从尿、粪便中排出。

方法:鼓励甚至强迫患者大量喝水或口服补液以排尿;若是口服中毒者,如果现场有泻药,可让其服用导泻。

第五步 与专业救护人员交接,有条件者也可私家车送医。

注意点:封存可疑剩余毒物或食物,以备检查。

4)专业急救简介:尽快按中毒原则处理,呼吸支持,防治并发症。

（4）百草枯中毒

百草枯中毒是死亡率很高的疾病,早期正确救治很重要。

1）直接后果:引起肺、心、肝、肾等重要器官损害。

2）间接后果:可引起 MODS,甚至死亡等。

3）现场自救互救技术:

核心内容 按照中毒的现场处理基本原则施救,尽快使胃内毒物排出、降解。

第一步 同有机磷农药中毒。

第二步 基本同有机磷农药中毒。

不同点:尽快就地让患者口服泥巴水（不必考虑是否干净）以促进毒物降解,减少毒物有效成分吸收。

第三步 同有机磷农药中毒。

第四步 同有机磷农药中毒。

第五步 同有机磷农药中毒。

4）专业急救简介:尽快按中毒原则处理,器官功能支持,防治 MODS。

（5）急性酒精中毒(醉酒)

1）直接后果:引起肝、脑功能急、慢性损害等。

2）间接后果:影响个人形象和家庭幸福,诱发或加重"四高症",缩短寿命等。

3)现场自救互救技术:

核心内容 尽快按中毒的现场处理基本原则施救。

第一步 终止喝酒。

第二步 减少酒精吸收。

方法:催吐,让患者尽量口服补液(糖尿病者少用糖)。

第三步 就近送医院救治。

4)专业急救简介:按中毒原则处理,使用解毒药,预防误吸。

(6)蛇咬伤

1)直接后果:蛇毒有神经毒、细胞毒、血液毒等三大类毒素,分别引起呼吸抑制、细胞坏死、溶血及出血等病症,治疗不及时可导致死亡。

2)间接后果:可合并感染、肝肾损害,甚至 MODS 等。

3)现场自救互救技术:

核心内容 尽快减少毒素吸收、破坏毒素,送医院救治。

第一步 减少和延缓毒素吸收。

要点:尽快清除伤口处蛇毒,或使其变性破坏,冰敷伤口局部。

方法:被蛇咬伤后,立刻持续挤压伤口近端侧,同时挤压伤口周边,尽量将毒素挤出伤口,以减少毒素吸收。接着,用火柴或打火机反复烤灼伤口局部,通过高温使毒素蛋白变性破坏。冲洗、冷敷伤口,减缓毒素吸收。

注意点:为避免远端肢体缺血坏死,不提倡结扎伤口近端的方法。

第二步 尽快送医院进一步救治。

要点:放低伤口部位,以减缓毒素扩散;重点观察有无上眼睑上抬困难、呼吸变浅变弱等呼吸肌抑制先兆,注意观察生命"八征"。

4）专业急救简介:按中毒原则处理,使用解毒药,预防并发症,减少伤残。

（7）蜂蜇伤

1）直接后果:多种毒素成分可引起过敏、细胞坏死、出血、循环衰竭等,治疗不及时可导致死亡。

2）间接后果:可合并感染、肝肾损害,甚至 MODS 等。

3）现场自救互救技术:

核心内容 避免继续被蜂蜇伤,减少毒素吸收,破坏毒素,促进排毒,尽快送医院救治。

第一步 避免继续被蜂蜇伤。若误惹蜂群招至攻击,应立即用衣物保护好自己的头颈,原地趴下不动,千万不要试图反击和逃窜,否则会招致更多攻击;也可烟熏驱蜂。

第二步 减少毒素吸收。被蜂蜇伤后,尽快贴着皮肤、夹紧毒刺往外拔出,用清水冲洗伤口局部。

注意点:切记在拔刺时,别先挤压毒刺根部,以免将毒刺内存留毒素挤入人体。

第三步 促进排毒。

方法:大量口服补液、排尿。

第四步 送有条件的医院救治。

4)专业急救简介:按中毒原则处理,保护器官功能,防治 MODS。

(8)镇静安眠药中毒

1)直接后果:镇静、安眠、呼吸循环中枢抑制等。

2)间接后果:心跳、呼吸停止等。

3)现场自救互救技术:

核心内容 减少药物吸收、促进药物排泄,尽快送医院救治。

第一步 立即终止服食可疑药物或食物。

方法:立即抢夺可疑药物或食物,并封存待检。

第二步 减少药物吸收。

要点:反复喝凉水、催吐。

方法:马上让患者喝大量凉水,并设法催吐。若患者不配合,要通过强迫手段撬开口腔,用布块缠绕筷子,刺激咽后壁催吐。

第三步　急救报警。

第四步　促进毒物排泄。

要点:使血液内的毒物从尿和粪便中排出。

方法:鼓励甚至强迫患者大量喝水或口服补液以排尿。如果现场有泻药,可让其服用导泻。

第五步　与专业救护人员交接,有条件者也可私家车送医。

注意点:对涉及刑事案件者,要注意报案和保护现场。

4)专业急救简介:按中毒原则处理,保护器官功能,防治 MODS。

(9)毒品中毒

毒品是指鸦片、海洛因、甲基苯丙胺(冰毒)、吗啡、大麻、可卡因,以及国家规定管制的其他能够使人形成瘾癖的麻醉药品和精神药品。

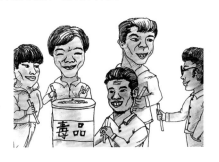

1)直接后果:可引起大脑过度兴奋或致幻、成瘾,出现戒断综合征。

2)间接后果:传播艾滋病、乙肝等传染病,行为失

49

控而伤人、自残,严重时呼吸心跳停止,倾家荡产、妻离子散。

3)现场自救互救技术:

核心内容 减少药物吸收、促进药物排泄,尽快送医院救治。

第一步 避免继续服食或注射可疑毒品。

方法:立即抢夺可疑毒品,并封存待检。

第二步 减少药物吸收。

要点:对口服者,反复喝凉水、催吐。

方法:马上让患者大量喝凉水,并设法催吐。若患者不配合,也要通过强迫手段撬开口腔,用布块缠绕筷子,刺激咽后壁催吐。

第三步 急救、刑事报警。

第四步 促进毒物排泄。

要点:使血液内的毒物从尿和粪便中排出。

方法:鼓励甚至强迫患者大量喝水或口服补液以排尿,适用于所有毒品中毒者。如果现场有泻药,可让其服用导泻。

第五步 与专业救护人员交接,有条件者也可私家车送医。

注意点:对涉及刑事案件者,要注意报案和保护现场。

4)专业急救简介:按中毒原则处理,保护器官功能,防治 MODS。

(10)急性食物中毒

1)直接后果:急性胃肠炎等急腹症。

2)间接后果:全身炎症反应,水电解质酸碱平衡混乱,心、肝、脑、肺、肾等重要器官损害,MODS,甚至死亡。

3)现场自救互救技术:

核心内容 食物中毒的简单识别,减少毒素吸收,促进排毒,尽快送医院救治。

第一步 食物中毒的识别。

方法:一是症状推测,通常发现同时进食相同食物的人,短期内同时或先后出现类似反应和症状,如恶心、呕吐、腹痛、腹泻、口唇麻木,甚至呼吸困难(如进食河豚食品后)

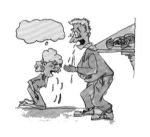

等;二是发现进食了可疑食物,注意封存待检。

第二步 立即终止服食可疑食物,并封存待检。

方法:立即终止服食可疑食物或药物,并封存待检,尽量不要破坏现场。

第三步 减少毒物吸收。

要点:反复喝凉水、催吐。

方法:马上喝大量凉水,并设法催吐。若患者不配

合,也要通过强迫手段,撬开口腔,用布块缠绕筷子,刺激咽后壁催吐。

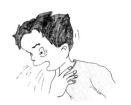

第四步 急救报警。

第五步 促进毒物排泄。

要点:使血液内的毒物从尿和粪便中排出。

方法:鼓励甚至强迫患者大量喝水或口服补液以排尿。如果现场有泻药,可让其服用导泻。

第六步 与专业救护人员交接,有条件者也可私家车送医。

4)专业急救简介:按中毒原则处理,解痉止痛,止吐,抗感染,抗酸或保护黏膜,维持水、电解质及酸碱平衡,保护器官功能,防治 MODS。

13. 阵发性剧烈腹痛

多见于各种急腹症,如胆石症、尿路结石、胃肠穿孔、急性胰腺炎、肠梗阻、肠套叠、嵌入性疝、肠系膜动脉栓塞、缺血性肠病、卵巢囊肿蒂扭转等,也可见于急性心肌梗死。

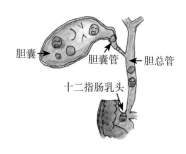

胆囊 胆囊管 胆总管 十二指肠乳头

（1）**直接后果**：原发病加重。

（2）**间接后果**：可引起急性腹膜炎、脓毒症、肠坏死、休克，以及多器官功能障碍等，甚至心搏骤停、死亡。

（3）**现场自救互救技术**：

核心内容 停止活动，简单识别急腹症，暂时禁食，尽快就医。

第一步 停止活动，简单识别急腹症原因。

方法：对突发剧烈腹痛的患者，停止一切活动，着重注意以下几点。一是关注既往有无类似腹痛史，特别注意有无胆结石、尿路结石、腹部手术史（可致肠梗阻），是否发生在暴饮暴食后（可致急性胰腺炎），有无胃、十二指肠溃疡史（可致消化道出血和穿孔）；二是注意是否伴发热（常伴发感染，如急性阑尾炎、化脓性胆管炎、腹膜炎、急性胰腺炎等）；三是注意神志是否逐渐淡漠、脸色越来越苍白（可见于异位妊娠破裂、肝破裂等，但腹痛常不剧烈）；四是注意有无冠心病史（可能是急性心肌梗死的首发症状）。

第二步 急救报警。

第三步 准备看病住院所需资金、就诊卡、身份证、医保卡等。

第四步 有条件者也可私家车送医。

注意点：在不了解患者病情的情况下，不要随意喂食或服药，以免加重病情或掩盖病情。

53

（4）**专业急救简介**：因涉及内科、外科、妇科急症，应先到急诊科就诊处置。

 腹痛、寒战、发热、黄疸

查科三联征又称夏科三联征，见于胆结石并感染（化脓性胆管炎）。

（1）**直接后果**：肝损害、脓毒症、休克等。

（2）**间接后果**：可引起多器官功能障碍、死亡等。

（3）**现场自救互救技术**：

核心内容 速送医院就医。

第一步 急救报警或车送综合医院就医。

第二步 可口服补液。

（4）**专业急救简介**：手术治疗、药物治疗和内镜逆行胰胆管造影（ERCP）等。

 呕血、解黑便

多见于胃溃疡、十二指肠溃疡、肝硬化、食管静脉曲张破裂、胃癌大出血等。

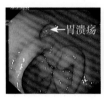 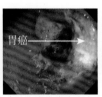 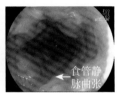

（1）**直接后果**：贫血、失血性休克等。

（2）**间接后果**：可诱发肝昏迷、原发病加重等。

（3）**现场自救互救技术**：

核心内容 让患者保持冷静，暂时禁食。

第一步 防止血压升高、回心血量增加。

方法：让患者停止一切活动、保持冷静。大出血宜取平卧、头侧位，以免大量呕血时血液反流引起窒息。暂时禁食。

第二步 急救报警，可私家车送医。

第三步 如有条件，予以吸氧。

第四步 适当了解病情，观察"生命八征"和呕血、黑便变化。

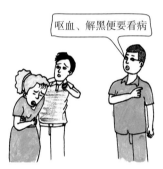

呕血、解黑便要看病

方法：若患者清醒，可适当询问是否曾因消化性溃疡、肝硬化等引起呕血、黑便的病史，询问是否有支气管扩张症、肺结核、肺癌等病史，密切观察并记录"生命八征"和呕血、黑便。

（4）**专业急救简介**：内科治疗、介入治疗和外科治疗等。

16. 解鲜红血便

多见于痔疮、直结肠肿瘤等。

(1)**直接后果**:贫血、失血性休克等。

(2)**间接后果**:原发病加重。

(3)**现场自救互救技术**:

核心内容 让患者保持冷静,暂时禁食。

第一步 防止血压升高、回心血量增加。

方法:让患者停止一切活动、保持冷静。若出血量多,血压偏低,可口服补液,以提高血容量。

第二步 急救报警,可私家车送医。

第三步 如有条件,予以吸氧。

第四步 适当了解病情,观察"生命八征"和血便量变化。

方法:若患者清醒,可适当询问是否曾有消化性溃疡、肝硬化、消化道肿瘤、痔疮等病史,密切观察并记录"生命八征"和血便量变化。

(4)**专业急救简介**:内科治疗、介入治疗和外科治疗等。

17. 恶心、呕吐、腹痛

多见于急性胃炎、食物中毒等。

（1）**直接后果**：胃肠损伤，中毒等。

（2）**间接后果**：可引起心、肺、脑、肝、肾等重要器官损害，水、电解质、酸碱平衡紊乱，严重者死亡。

（3）**急性胃炎现场自救互救技术**（"食物中毒"见前文）：

核心内容 急性胃炎，暂时禁食。

第一步 暂时禁食。

方法：让患者暂时禁止进食一切食物、饮料。

第二步 了解前餐饮食情况和既往胃病史。

方法：可适当询问是否曾有胃炎、消化性溃疡等病史，了解前餐饮食情况；以及身上有无疾病卡或备用药，必要时协助服用身上备用药。

第三步 急救报警，可私家车送医。

（4）**专业急救简介**：急性胃炎治疗包括解痉止痛、止吐、抗感染、抗酸或保护胃黏膜、维持水和电解质及酸碱平衡等。

18. **腹痛、腹泻**

多见于急性肠炎、胃肠型感冒等。

（1）**直接后果**：消化系统感染，水、电解

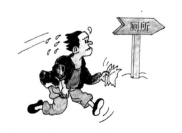

质、酸碱平衡紊乱等。

（2）**间接后果**：可引起心、肺、脑、肝、肾等重要器官损害，严重者死亡。

（3）**现场自救互救技术**：

核心内容 适当口服补液。

第一步 适当口服补液。

方法：轻型腹泻患者要禁食不易消化的和高脂肪食物，暂饮米汤、豆浆、酸乳或脱脂乳，母乳喂养者要缩短喂乳时间。重型腹泻患者要速送医院救治。如确认是胃肠型感冒可大量口服补液。

第二步 了解前餐饮食情况和既往胃肠病史。

方法：可适当询问是否曾有胃肠炎等病史，了解前餐饮食情况，了解近期流感情况。

第三步 急救报警，可私家车送医。

（4）**专业急救简介**：解痉止痛，抗菌消炎，维持水、电解质及酸碱平衡等。

 19. 恶心、呕吐、腹痛、腹泻

多见于急性胃肠炎、食物中毒等。

（1）**直接后果**：胃肠损伤、消化系统感染等。

（2）**间接后果**：可引起心、肺、脑、肝、肾等重要器官损害，水、电解质、酸碱平衡紊乱，严重者死亡。

（3）急性胃肠炎现场自救互救技术（"食物中毒"见前文）：

核心内容 卧床休息，暂时禁食，及时就医。

第一步 卧床休息，让患者暂时禁止进食一切食物、饮料。

第二步 了解前餐饮食情况和既往胃肠病史。

*方法：*可适当询问是否曾有胃肠疾病等病史，了解前餐饮食情况（如是否饮食不当、暴饮暴食，或食入生冷腐馊、秽浊不洁食品），其他同时进餐者有无类似情况。

第三步 急救报警，可私家车送医。

（4）**专业急救简介**：急性胃肠炎治疗包括解痉止痛，止吐，抗感染，抗酸或保护胃黏膜，维持水、电解质及酸碱平衡等。

 20. 恶心、呕吐、腹痛、发热

多见于急性胰腺炎、阑尾炎等腹腔器官感染。

（1）**直接后果**：被感染器官炎症、坏死等。

（2）**间接后果**：可引起脓毒症，心、肺、脑、肝、肾等重要器官损害，循环衰竭，MODS，甚至死亡。

（3）**现场自救互救技术**：

核心内容 让患者保持冷静，卧床休息，暂时禁食，及时就医。

第一步 让患者保持冷静,卧床休息,暂时禁食。

第二步 急救报警,可私家车送医。

第三步 了解前餐饮食情况和既往消化系病史。

方法:可适当询问是否曾有胆石症、高脂血症等病史,了解前餐饮食情况(如是否暴饮暴食,尤其大量进食脂肪、肉类及酒类);以及身上有无疾病卡或备用药,必要时协助服用身上备用药。

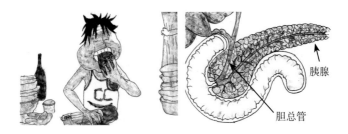

胰腺

胆总管

(4)**专业急救简介**:按急腹症处理,包括内科、外科等综合治疗。

21. 血尿

多见于尿路结石、损伤、肿瘤等。

(1)**直接后果**:尿路刺激和梗阻等。

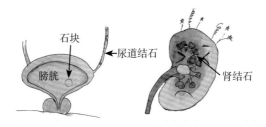

石块

尿道结石

膀胱

肾结石

（2）间接后果：原发病加重、尿路感染等。

（3）现场自救互救技术：

核心内容 卧床休息，大量饮水，尽快就医。

第一步 卧床休息，大量饮水。

第二步 急救报警或及时自行送医。

第三步 适当了解局部和全身出血性疾病情况。

要点：重点了解尿路结石、损伤、肿瘤病史，以及白血病等全身出血性疾病史。

方法：可适当询问患者是否曾有尿路结石、损伤、肿瘤病史，以及白血病、血友病、血小板减少性紫癜、过敏性紫癜等全身出血性疾病史，有无合并尿频、尿急、尿痛等症状。

（4）专业急救简介：内科或外科治疗。

22. **尿频、尿急、尿痛、尿不尽**

见于急性尿路感染等。

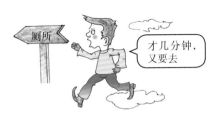
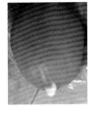

才几分钟，又要去

（1）直接后果：泌尿系统损伤、肾功能不全等。

（2）间接后果：可引起脓毒症，心、肺、脑、肝等重要器官损害。

（3）现场自救互救技术：

核心内容 多喝水,局部消炎,尽快就医。

第一步 多喝水,局部消炎,注意休息,急性期避免性生活。

方法:大量口服补液,杀菌消炎、消肿——浓盐水的应用。注意休息,内裤要宽松,急性期避免性生活。

第二步 急救报警或及时自行就医。

第三步 适当了解病情。

要点:重点了解不洁性交史。

方法:可适当询问患者近日是否曾有不洁性交史、性交过于频繁或性伴侣过多等情况。

（4）**专业急救简介**:抗感染、利尿等。

23. 少尿、无尿

多见于急性肾功能衰竭、循环衰竭、尿潴留等。

（1）**直接后果**:肾功能衰竭等。

（2）**间接后果**:可引起心、肺、脑、肝等重要器官损害,死亡。

（3）**现场自救互救技术**:

核心内容 卧床休息,限制水及钠盐进入量,及时就医。

第一步 保持冷静,热敷小腹,限制水及钠盐的进入量。

方法:让患者停止一切活动、保持冷静,限制水及食盐的进入量。如果是由于长时间憋尿导致尿潴留,可热敷小腹。

第二步 急救报警或及时送医。

第三步 适当了解病情。

要点:重点了解三大类原因的病史。

方法:可适当询问是否有肾前性原因(如失血、脱水、休克等可致循环衰竭)、肾脏疾病以及尿路梗阻性疾病(如结石、肿瘤等)三大类原因病史。

(4)专业急救简介:由于原因复杂,视具体情况实施个体化急救。

 24. 皮肤红疹与瘙痒

见于过敏症等。严重者可伴有气喘、腹痛、呕吐、血压下降等。

(1)直接后果:血管扩张血容量不足,皮肤黏膜充血、水肿等。

(2)间接后果:可引起休克、窒息等。

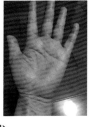 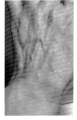

(3)现场自救互救技术:

> **核心内容** 避免继续接触致敏原,冷敷,补充血容量,就医。

第一步 避免继续接触致敏原,冷敷。

方法:离开可疑致敏原现场,避免继续接触致敏原。就地取材冷敷皮肤红疹与瘙痒处。疑食物过敏者,应停止继续服食可疑食物,并马上催吐。

第二步 补充血容量。

方法:大量口服补液。

第三步 急救报警或及时车送就医。

（4）专业急救简介:避免继续接触致敏原,抗过敏、补充血容量。

25. 非创伤性皮下出血、牙龈出血

多见于过敏性紫癜、血小板减少症、白血病等。

皮下出血

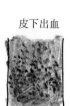

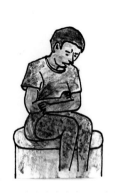

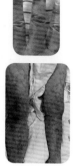

（1）直接后果：内脏出血、原发病加重等。

（2）间接后果：可引起脑、肝、肾等重要器官损害。

（3）现场自救互救技术：

核心内容 让患者保持冷静、避免剧烈运动和碰撞，及时送医。

第一步 让患者保持冷静，简询原因，避免运动和碰撞。

方法：让患者减少活动、保持冷静，询问是否有长期反复出血、是否和月经有关、是否伴随身体其他不适，如腹痛、血便等。以上有利于判断是否为一过性出血或生理性出血。

第二步 若对原因无把握，则及时送医。送医过程要注意保护，预防跌倒和碰撞，导致出血加重。

（4）专业急救简介：明确诊断，标本兼治，综合治疗。

 26. 眩晕、视物旋转、恶心、呕吐、不敢睁眼

多见于眩晕症等。

（1）直接后果：跌倒。

（2）间接后果：可引起前庭功能、神经功能障碍，原发病加重，影响工作等。

（3）现场自救互救技术：

核心内容 让患者保持冷静、卧床休息,报警就医。

第一步 保持冷静、卧床休息。

方法:让患者停止一切活动、保持冷静,适当抬高头部,卧床休息,呕吐者头偏向一侧。

第二步 报警就医。

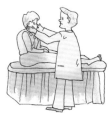

注意点:注意防护,以免跌倒引起意外伤害。

(4)专业急救

简介:若是耳石脱落引起,可通过手法复位。其他视病因而定。

 27. **抽搐、口吐白沫、神志模糊**

多见于癫痫大发作、儿童高热、孕妇子痫等。

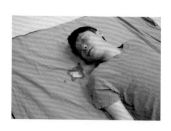

(1)直接后果:摔倒、骨折、咬断舌头,以及各种意

外等。

（2）间接后果：影响学习、工作、生活等。

（3）现场自救互救技术：

核心内容 冷静对待,预防骨折、咬断舌头等并发症。

第一步 简单识别癫痫病,协助服用身上备用药。

方法:癫痫病通常有抽搐反复发作史和看病史,发作时常伴口吐白沫、神志模糊或不清。了解平时服药情况,协助患者服用身上备用药。

第二步 预防咬破舌头、窒息,以及骨折等并发症。

保护舌头:在出现先兆症状时,可以将缠绕纱布的压舌板或筷子放在患者上、下磨牙之间,避免在痉挛期咬破舌头,但是不要放在门齿之间,以免堵塞呼吸道。

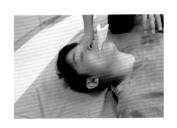

预防窒息:自大发作开始,患者的头部应该始终保持侧向一方,让分泌物自然流出。解开颈部扣子,使呼吸道顺畅。

预防骨折:在患者发生抽搐时,切不可试图强制性按住患者以减缓病症,这易造成骨折和肌肉拉伤,反而会增加患者痛苦。

第三步 急救报警或车送综合医院就医。

(4)专业急救简介:镇静、解痉等对症治疗。

意识障碍逐渐加重

多见于重症脑血管病、脑炎、脑脓肿、脑肿瘤等脑部疾病,以及糖尿病、低血糖、中毒、肝性脑病、肺性脑病等全身性疾病。

(1)**直接后果**:原发病加重、脑功能障碍等。

(2)**间接后果**:可引起心、肺、肝、肾等重要器官损害,死亡。

(3)**现场自救互救技术**:

> **核心内容** 采取正确体位,简单判断意识状态,及时报警,避免加重病情诱因。

第一步 采取正确体位。

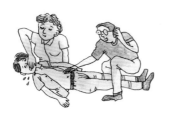

方法:对神志模糊或不省人事的患者,采取卧位,垫高(20°左右)头颈部,脸偏向一侧以防呕吐窒息。

第二步 简单判断意识状态。

(详见第一篇"12. 大脑意识状态的判定")

第三步 急救报警。

第四步 可试用拇指末端压迫人中穴位,如有条件则予以吸氧。

注意点:①重点判断患者是否处于昏迷状态,但不能因此耽误抢救时间;②不得摇晃患者头部;③不得喂食;④清除口腔内异物,包括假牙;⑤密切观察"生命八征"。

(4)**专业急救简介**:尽快住院查明原因,标本兼治。

29. 精神异常

可见于抑郁状态性精神病,如抑郁症、肝性脑病后期、肺性脑病后期等;兴奋幻觉妄想性精神病,如精神分裂症、肝性脑病早期、肺性脑病早期、中毒等。

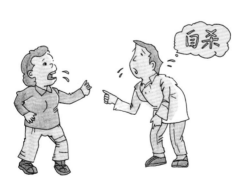

69

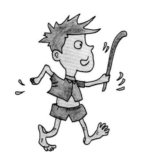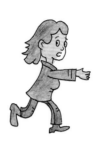

（1）**直接后果**：原发病加重等。

（2）**间接后果**：自伤或伤及他人、疾病加重、死亡等。

（3）**现场自救互救技术**：

核心内容 限制患者活动，预防意外，及时报警。

第一步 限制患者活动，预防意外。

方法：让患者停止一切活动，必要时用约束带暂时限制患者活动、保持冷静。注意预防意外（包括对患者本人及他人的伤害），一旦发现患者上吊自缢，立即将其身体向上托，松解或剪断绳子，再让患者平躺，进一步施救。

第二步 适当了解病情，协助服用身上备用药。

方法：若患者清醒，可适当询问是否曾有精神性疾病、全身性疾病（如肺、肝、肾、糖尿病等）及中毒等病史，身上有无疾病卡或备用药，协助服用身上备用药。

第三步 急救报警。

第四步 如有条件，则予以吸氧。

（4）**专业急救简介**：尽快住院查明原因，标本兼治。

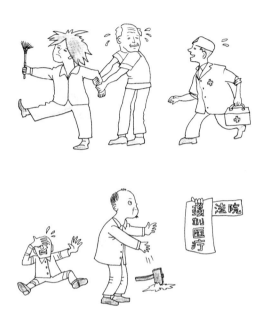

30. **高热**

　　见于感染性疾病（如化脓性扁桃体炎、腮腺炎、肺炎等）和非感染性疾病（如白血病、系统性红斑狼疮等）。

（1）**直接后果**：组织细胞损伤，水、电解质平衡紊乱。

（2）**间接后果**：原发病加重。

（3）**现场自救互救技术**：

　　核心内容 物理降温，口服补液（不明原因急腹症除外），及时送医。

第一步 高热患者可予物理降温。

第二步 口服补液（不明原因急腹症除外）。

第三步 急救报警或及时自行送医。

注意点：对于高热患者，不得随意服用退热药和激素，以免干扰诊察。

（4）专业急救简介：查找原因，明确诊断，对症和针对病因治疗，预防并发症。

31. **炎热环境下烦躁、口干、心悸，甚至发热**

见于中暑等。

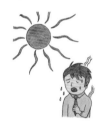
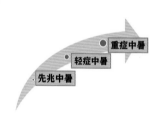

重症中暑

轻症中暑

先兆中暑

（1）直接后果：脑细胞损害，水、电解质酸碱平衡紊乱等。

（2）间接后果：可引起脑、肝、肾等重要器官损害，休克、死亡。

（3）现场自救互救技术：

核心内容 让患者到阴凉处休息，口服补液，急救报警。

第一步　让患者到阴凉处休息，口服补液，密切观察"生命八征"。

第二步　急救报警或车送就医。

（4）专业急救简介：让患者到阴凉处休息，口服补液或静脉输液纠正水、电解质酸碱平衡紊乱，防治并发症。

32. **大量出汗后全身乏力**

多见于脱水症、电解质酸碱平衡紊乱等。

（1）**直接后果**：休克等。

（2）**间接后果**：可致脑、肝、肾等重要器官损害，休克、死亡。

（3）**现场自救互救技术**：基本同"中暑"。

33. **大量呕吐、腹泻后全身乏力**

多见于急性胃肠炎等引起的脱水症、电解质酸碱平衡紊乱。

（1）**直接后果**：原发病加重、休克等。

（2）**间接后果**：可致脑、肝、肾等重要器官损害，休克、死亡。

（3）**现场自救互救技术**：

核心内容　让患者卧床休息，口服补液，急救报警，处理病因和诱因。

73

第一步 让患者卧床休息,口服补液,密切观察"生命八征"。

第二步 急救报警或车送就医。

第三步 处理病因和诱因。

针对不同的病因和诱因,予以适当处理。如因食物中毒引起,则按相应措施处理。

(4)**专业急救简介**:卧床休息,口服补液或静脉输液纠正水、电解质酸碱平衡紊乱,治疗原发病,防治并发症。

 女性腹痛、脸色苍白、血压渐降

多见于宫外孕破裂出血等。

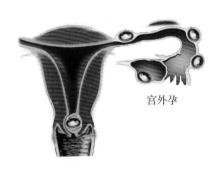

宫外孕

(1)**直接后果**:失血性休克、死亡等。

(2)**间接后果**:可引起脑、肝、肾等重要器官损害。

(3)**现场自救互救技术**:

第二篇　常见突发病症（群）的现场自救互救

核心内容 让患者卧位,及时报警送医,口服补液,密切观察"生命八征"。

第一步 让患者卧位,抬高下肢。

方法:让患者停止一切活动,保持冷静。采取卧位,抬高下肢。用毛毯等物品保温也很重要。

第二步 适当了解病情,协助口服补液。

方法:可适当询问患者性生活和停经史,协助口服补液。

第三步 急救报警送医。

第四步 如有条件,予以吸氧,密切观察"生命八征"。

(4)专业急救简介:宫外孕的治疗方法包括腹腔镜手术、药物疗法、开腹手术等。

 医院外分娩和产后出血

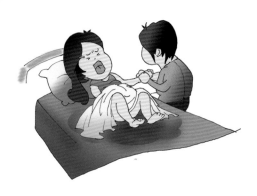

（1）直接后果：难产，失血性休克、死亡等。

（2）间接后果：感染、希恩综合征等。

（3）现场自救互救技术：

> **核心内容** 让患者冷静，选择阴凉避风处，找有接生或分娩经验者助产。全程注意预防感染，及时报警送医，口服补液，密切观察"生命八征"。

第一步 冷静，找有接生或分娩经验者助产，准备打火机或火柴及干净衣、被、布、巾、线绳、剪刀、镊子等物品。

方法：所有人员保持冷静，选择阴凉避风处，找有接生或分娩经验者助产。孕妇排尿后取卧位，产妇身下铺干净衣、被或塑料布、雨衣、油布等。胎儿产出后用衣物保暖，外阴用干净布或手巾敷盖保护。无剪刀时，可用刀片来代替，但必须用酒精消毒，或用火烧消毒。

注意点：预防感染很重要。凡接生用的包婴儿布、外阴铺的白布、纱布、手巾等，剪扎脐带用的线绳、剪刀、镊子等都应用酒精消毒，或者用火烧消毒，或者煮沸20分钟消毒后再用。

第二步 及时报警送医、协助口服补液。

方法：待胎盘产出后，迅速送医院抢救。

第三步 如有条件，予以吸氧，协助口服补液。密切观察"生命八征"及阴道流血情况。

注意点:如产后出血不止,注意胎盘是否完整排出,若胎盘已剥离但未排出,用手按摩产妇腹部使子宫收缩,另一手轻轻牵拉脐带协助胎盘娩出;继续徒手按摩子宫底,刺激子宫收缩,使子宫壁血窦闭合。加大口服补液。产后母子都应注射破伤风抗毒素。

（4）专业急救简介:自然顺产或剖宫产,预防感染和并发症。

 36. 头部受撞击后数小时或数天出现头痛、呕吐,意识障碍

多见于外伤性颅内出血等。

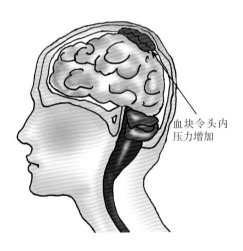

血块令头内
压力增加

（1）**直接后果**:脑水肿、颅内压增高等。

（2）**间接后果**:可引起脑疝、死亡等。

（3）**现场自救互救技术**:

77

核心内容 防止血压升高和脑部血流增加,立即急救报警或送医。

第一步 让患者保持冷静、取半坐位。

方法:让患者停止一切活动、保持冷静、采取半坐位、放低下肢。

注意点:禁忌喂食,呕吐者头偏向一侧,以免引起吸入性肺炎和窒息。

第二步 立即急救报警或送医。

第三步 如有条件,予以吸氧;密切观察"生命八征",尤其是神志改变。

(4)专业急救简介:手术,防治并发症。

 37. **腹部受撞击或高处跌落后,腹部隐痛、脸色苍白、血压渐降**

多伴发肝、脾或大血管破裂出血等。

(1)直接后果:失血性休克等。

(2)间接后果:可致心、肺、脑、肾等重要器官损害,死亡。

(3)现场自救互救技术:

核心内容 让患者保持冷静、取抗休克位,立即急救报警或车送就医,口服补液扩容。

第一步　保持冷静、取抗休克位。

方法：让患者停止一切活动、保持冷静，取平卧位，抬高下肢。

第二步　立即急救报警或车送就医。

第三步　如有条件，予以吸氧、口服补液扩容；密切观察"生命八征"。

（4）专业急救简介：抗休克，止血，手术，防治并发症等。

 **前方物体钝性撞击眼睛
后出现黑视、视物变形**

多见于对冲伤导致黄斑穿孔、视网膜脱离等。

（1）**直接后果**：视力障碍等。

（2）**间接后果**：影响工作、学习和生活等。

（3）**现场自救互救技术：**

核心内容　让患者保持冷静、取半坐位，冷敷患眼，急救报警或车送就医。

第一步　让患者保持冷静、取半坐位。

方法：让患者停止一切活动、保持镇静、采取半坐位、放低下肢，就地取材冷敷患眼。

第二步　急救报警或车送就医。

（4）**专业急救简介**：减轻黄斑水肿，营养神经。

39. **耳部受外力撞击后（如扇耳光）**
听力突然下降

多为同侧鼓膜穿孔等。

（1）直接后果：听力障碍等。

（2）间接后果：影响工作、学习和生活等。

（3）现场自救互救技术：

 核心内容 让患者保持冷静、报警送医。

第一步 让患者保持冷静。

方法：让患者停止一切活动、保持冷静。

第二步 报警送医。

注意点：鼓膜穿孔涉及刑事犯罪，双方宜妥善处理。

（4）专业急救简介：视具体情况而定。

40. **烧伤**

（1）直接后果：局部组织坏死等。

（2）间接后果：感染，全身炎症反应综合征，脓毒症，水、电解质、酸碱平衡紊乱，死亡等。

（3）现场自救互救技术：

核心内容 保持冷静，消除致伤原因，迅速用清水降低烧伤局部温度，就医报警或送医。

第二篇　常见突发病症（群）的现场自救互救

第一步　保持冷静,消除致伤原因,迅速降低伤口温度。

方法:①自救。保持冷静,消除致伤原因,如火焰烧伤患者应立即平卧于地,慢慢滚动躯体以灭火,或者跳入附近水池、小河中灭火;②互救。目击者应迅速灭火,可用灭火器、大量清水或其他灭火材料将火扑灭,或用棉被、毯子、大衣覆压在患者身上灭火,并尽快协助患者离开现场。

第二步　迅速降低伤口温度。

方法:迅速就近用清水冲淋伤口以降低温度,面积大者可直接跳进水缸、池塘降温。

第三步　报警送医。

第四步　迅速检查患者生命体征等。

方法:迅速检查患者神志、呼吸、心跳情况。如呼吸、心跳停止,则立即进行心肺复苏术(见第一篇"2.简明心肺复苏术")。

注意点:①不能刺破水疱,以免造成感染;②不能用冰块直接降温,以免加重细胞损伤;③不能用油剂、酱油、牙膏等涂抹伤口;④不能用黏性敷料、绒毛布料覆盖伤口;⑤生石灰烧伤时,应在除去生石灰粒后再进行冲洗,防止生石灰遇水生热,加重损伤;⑥热流体或蒸汽烫伤时,应使患者离开现场,并立即脱去浸湿的衣服,以免衣服上的余热继续产生作用,使创面深化;

⑦火焰烧伤患者切勿站立、呼喊或奔跑,以免火焰因奔跑而燃烧更旺、因喊叫吸入炽热气体而造成吸入性损伤。赤手扑打火焰可致手部烧伤,深部烧伤多可造成手功能障碍,亦应避免。

(4)**专业急救简介**:伤口清洁降温,预防感染,防治并发症,植皮等。

41. 电击伤

(1)**直接后果**:烧伤、心搏骤停等。

(2)**间接后果**:伤残、死亡等。

(3)**现场自救互救技术**:

> **核心内容** 立即将受伤者脱离电源,并切断电源,就医报警或送医。

第一步 立即将受伤者脱离电源,并切断电源。

方法:立即用干燥木棍或其他绝缘物切断电源。切忌用手拉触电者,不能因救人心切而忘了自身安全。

第二步 迅速检查患者生命体征等。

方法:迅速检查患者神志、呼吸、心跳情况。如呼吸、心跳停止,立即进行心肺复苏术(见第一篇"2. 简明心肺复苏术")。

第三步 报警送医。

（4）**专业急救简介**：现场同上。院内有内科（如心肺脑复苏、防治并发症等）、外科治疗等。

致　谢

　　本书得到广西重大科技攻关项目(桂科攻14124003-7)和南宁科技攻关计划项目(20153086)的资助,并在该项目、课题团队成员的共同努力下完成。其他主要成员包括:

　　广西医科大学第一附属医院:黄翠青、钟娟、赵秀宝、黄春艳、李奎开、白玉龙、陈岚岚、廖园莉、苌海华。

　　广西医科大学第二附属医院:赵春菱、周冬娜、邓红菊、李意、梁琨。

　　南宁市急救医疗中心:文育平、覃华杰。

　　玉林市创伤急救中心:谢朝福。

　　容县人民医院:朱江风、余剑文。

　　马山县人民医院:苏乃辉。

　　书中大部分图片由广西卫生职业技术学院书画协会制作,主要参与者包括梁光华、李太金、熊章龙、封雨晴、陈诚等老师,以及韦秋燕、刘向群、朱丽婷、郑文全、韦佳全、吴泓枢、罗明媚、刘渝、吴德媛、黄荣、张星锐、周小琪、黄小艳等同学。

　　在此,对关心、支持本书出版的同志和单位表示衷心感谢!

李超乾

2020.05

55检